Suhail Latoo
Pushparaja Shetty

Prevalência de lesões brancas orais na população da aldeia de Sasihitlu

Suhail Latoo
Pushparaja Shetty

Prevalência de lesões brancas orais na população da aldeia de Sasihitlu

Relatório de um inquérito epidemiológico

ScienciaScripts

Imprint
Any brand names and product names mentioned in this book are subject to trademark, brand or patent protection and are trademarks or registered trademarks of their respective holders. The use of brand names, product names, common names, trade names, product descriptions etc. even without a particular marking in this work is in no way to be construed to mean that such names may be regarded as unrestricted in respect of trademark and brand protection legislation and could thus be used by anyone.

Cover image: www.ingimage.com

This book is a translation from the original published under ISBN 978-3-659-87420-8.

Publisher:
Sciencia Scripts
is a trademark of
Dodo Books Indian Ocean Ltd. and OmniScriptum S.R.L publishing group

120 High Road, East Finchley, London, N2 9ED, United Kingdom
Str. Armeneasca 28/1, office 1, Chisinau MD-2012, Republic of Moldova, Europe
Managing Directors: Ieva Konstantinova, Victoria Ursu
info@omniscriptum.com

Printed at: see last page
ISBN: 978-620-8-52073-1

*Dedicado à minha querida esposa***, Dra. Shazia***, e ao meu encantador filho,* **Ehaan Suhail***, que deram uma nova dimensão à minha vida*

ÍNDICE DE CONTEÚDOS

AGRADECIMENTOS

Desde já, aproveito esta oportunidade para expressar a minha profunda gratidão e os meus sinceros agradecimentos ao meu estimado orientador, ***Prof. (Dr.) Pushparaja Shetty****, Diretor do Departamento de Patologia Oral e Microbiologia, A.B. Shetty Memorial Institute of Dental Sciences, Mangalore. Estou-lhe muito grato pela sua orientação constante, encorajamento, paciência e ajuda prestada durante este estudo. A sua experiência e entusiasmo na matéria ajudaram-me a desenvolver um interesse profundo pelo assunto.*

Reconheço profundamente o encorajamento constante e o apoio total da minha mãe, ***Sra. Jawhara Hamid****, e da minha irmã,* ***Sra. Nahid Hamid****, por serem uma fonte constante de inspiração para mim.*

Estou eternamente grato aos doentes que fizeram parte deste estudo.

Em última análise, agradeço a ***Deus Todo-Poderoso*** *as suas bênçãos e a graça que me concedeu até agora e que me guiou ao longo da minha vida.*

Dr. Suhail Hamid Latoo

RESUMO

O cancro da orofaringe é um dos seis tipos de cancro mais frequentes. O cancro oral é frequentemente precedido por lesões e condições específicas que são designadas por pré-cancerosas. Verificou-se que vários agentes etiológicos e processos patológicos estão associados a lesões pré-cancerosas orais. Estas alterações podem resultar de traumas físicos crónicos, do consumo de tabaco, de anomalias genéticas ou, em muitos casos, a causa pode não ser conhecida. O objetivo deste estudo epidemiológico foi planeado para avaliar a prevalência de lesões pré-cancerosas orais com base em dados como a distribuição de acordo com a idade, o sexo e as localizações intra-orais e para determinar a correlação entre a prevalência de hábitos orais e as lesões brancas da mucosa oral na população da aldeia de Sasihitlu, Mukka, distrito de Dakshina Kannada, Karnataka, Índia. No presente estudo, foram detectadas lesões pré-cancerosas orais em 43 dos 1267 (3,4%) indivíduos da população. A taxa de prevalência de 3,4% não reflecte toda a população, mas fornece informações sobre os aspectos epidemiológicos das lesões pré-cancerosas orais, que podem revelar-se valiosas no planeamento de futuros estudos sobre saúde oral e na implementação de programas preventivos na aldeia de Sasihitlu, Mukka, distrito de Dakshin Kannada, Karnataka, Índia.

Capítulo 1. Introdução

As lesões brancas da mucosa oral são lesões que adquirem um aspeto caraterístico devido à dispersão da luz através de uma superfície mucosa alterada.[1] Estas alterações podem ser resultado de um aumento da espessura da cobertura epidérmica com aumento da produção de queratina (hiperqueratose) e produção de queratinas anormais; ou como resultado do stratum malpighii, ou edema intracelular; ou devido à coagulação dos tecidos superficiais, como numa queimadura; ou como resultado da formação de uma pseudomembrana composta por células descamadas, fibrina, células inflamatórias, microrganismos e restos de alimentos que permaneceram ligados à superfície da mucosa.[1'2'3]

Classificação das lesões brancas orais:

As lesões brancas da mucosa oral incluem principalmente lesões brancas inflamatórias, leucoplasias, genoqueratoses e lesões orais de origem dermatológica.[4]

Lesões brancas da mucosa oral[4]

I. Genoqueratoses

A. Leucoedema
B. Nevo de esponja branco
C. Disqueratose intra-epitelial benigna hereditária
D. Queratose folicular
E. Panquioníquia congénita
F. Disqueratoses congénitas
G. Incontinência pigmentar

II. Leucoplasias

A. Com base nos hábitos tabágicos:
1) Idiopático
2) Tabaco associado
B. Com base na apresentação clínica:

1) Leucoplasia homogénea

2) Leucoplasia verrucosa

3) Leucoplasia salpicada

III. Lesões da mucosa oral associadas ao tabaco

IV. Lesões da mucosa oral associadas a fricção/trauma

V. Queilite actínica

VI. Carcinoma de células escamosas e lesões afins

VII. Leucoplasia de células pilosas

VIII. Dermatoses

A. Líquen plano

B. Lúpus Eritematoso

XI. Lesões inflamatórias brancas

A. Mancha de sarampo Koplik

B. Manchas mucosas da sífilis

C. Queimaduras químicas

D. Candidíase

X. Manchas brancas diversas

A. Grânulo de Fordyce

B. Quisto da lâmina dentária, nódulo de Bohn e pérola de Epstein.

C. Stomatis Nicotina

Etiologia das lesões brancas orais:

Vários agentes etiológicos e processos patológicos têm sido encontrados associados a lesões brancas. Estas alterações podem resultar de traumas físicos crónicos, do consumo de tabaco, de anomalias genéticas, de doenças mucocutâneas, de reacções inflamatórias ou, em muitos casos, a causa pode não ser conhecida[1, 2, 3, 4]. Um grupo muito pequeno de lesões brancas são lesões malignas ou pré-malignas, como a leucoplasia, a fibrose submucosa oral, o líquen plano erosivo, etc.[1, 2, 3]

Leucoplasia oral:

A leucoplasia é uma lesão pré-cancerosa oral branca com um risco reconhecido de transformação maligna. Em 1972, a Organização Mundial de Saúde (OMS) definiu uma lesão pré-cancerosa como um "tecido morfologicamente alterado no qual é mais provável a ocorrência de cancro do que na sua contraparte aparentemente normal". As lesões pré-cancerosas mais frequentemente encontradas e aceites na cavidade oral são a leucoplasia e a eritroplasia. A leucoplasia é atualmente definida como "uma mancha ou placa branca que não pode ser caracterizada clínica ou patologicamente como qualquer outra doença" (OMS, 1978). Esta definição não tem conotação histológica e é utilizada estritamente como uma descrição clínica. O risco de transformação maligna varia consoante a apresentação histológica e clínica, mas estima-se que o risco total de transformação maligna ao longo da vida seja de 4 a 6%.[5]

Etiologia:

O cancro é uma das principais causas de doença e morte em todo o mundo. O cancro da orofaringe é um dos seis tipos de cancro mais frequentes. O cancro oral é frequentemente precedido por lesões e condições específicas que são denominadas pré-cancerosas. Foram relatadas diferentes lesões com potencial para se transformarem em cancro. Entre estas, as mais frequentemente mencionadas são a leucoplasia, o líquen plano, a eritroplasia, a fibrose submucosa oral e a estomatite por nicotina. Verificou-se que vários agentes etiológicos e processos patológicos estão associados a lesões pré-cancerosas orais.[5]

Vários agentes etiológicos de ação local, incluindo tabaco, álcool, candidíase, reacções electrogalvânicas e (possivelmente) herpes simplex e papilomavírus, têm sido implicados como factores causais da leucoplasia. [1,2,3,4]

Papel do tabaco e do álcool na leucoplasia:

A leucoplasia verdadeira está mais frequentemente relacionada com o consumo de tabaco; mais de 80% dos doentes com leucoplasia são fumadores. O desenvolvimento de leucoplasia nos fumadores também depende da dose e da duração do consumo, como demonstrado pelo facto de os fumadores mais pesados terem uma incidência mais frequente de lesões do que os fumadores ligeiros. A cessação do tabagismo resulta frequentemente na resolução parcial ou total das lesões leucoplásicas. O tabaco sem combustão é também um fator etiológico bem estabelecido para o desenvolvimento de leucoplasia; no entanto, o potencial de transformação maligna das lesões induzidas pelo tabaco sem combustão é muito inferior ao das lesões induzidas pelo tabaco. [1,2,3,4]

O consumo de álcool, por si só, não está associado a um risco acrescido de desenvolvimento de leucoplasia, mas pensa-se que o álcool serve como um promotor que exibe um forte efeito sinérgico com o tabaco, relativamente ao desenvolvimento de leucoplasia e cancro oral. [1,2,3,4]

O hábito do quid tem um papel social e cultural importante em comunidades do subcontinente indiano, do sudeste asiático e de locais do Pacífico ocidental. Após a migração destes países para a América do Norte, predominantemente para as zonas urbanas, o hábito manteve-se predominante entre os seus praticantes. O reconhecimento do papel destes produtos no desenvolvimento de lesões brancas pré-cancerosas é de grande importância para o médico dentista. [8,9]

Num estudo sobre lesões brancas da mucosa oral, observou-se que as lesões brancas eram significativamente mais prevalentes nos indivíduos que mascavam khat (83%) em comparação com os indivíduos que não mascavam (16%) ($P<0,001$). As lesões orais brancas foram identificadas principalmente na mucosa gengival anexa vestibular inferior, na mucosa alveolar e na prega mucobucal inferior no lado mastigador ($p<0,001$). Não houve associação significativa entre a ocorrência das lesões brancas e o hábito de fumar. Embora a maioria das lesões brancas (85,4%) fosse homogénea, 71,4% das lesões não homogéneas foram identificadas nos mastigadores de khat.[5]

Num outro estudo sobre os efeitos da betel quid, do tabaco e do álcool na cavidade oral, observou-se que o tabaco e a betel quid eram dois factores de risco significativos para a ocorrência de leucoplasia. Também foi observado que o álcool desempenha um papel menor na patogénese da leucoplasia.[6]

Num estudo sobre os efeitos da mastigação de sementes de areca, do tabagismo e do consumo de álcool na cavidade oral no sul de Taiwan, observou-se que havia associações estatisticamente significativas entre leucoplasia ($P < 0,01$), OSF ($P < 0,0001$) e lesões verrucosas ($P < 0,0001$) e o estilo de vida atual de mastigação de sementes de areca, tabagismo e consumo de álcool. Foi demonstrado o efeito sinérgico do tabagismo e do hábito de mastigar areca quid na leucoplasia e OSF. [7]

Outros factores etiológicos:

Para além do tabaco, vários outros agentes etiológicos estão associados à leucoplasia. A luz solar (especificamente, a radiação ultravioleta) é bem conhecida como um fator etiológico para a formação de leucoplasia do bordo vermelhão do lábio inferior. A Candida albicans é frequentemente encontrada em secções histológicas de leucoplasia e é consistentemente (60% dos casos) identificada em leucoplasias nodulares, mas raramente (3%) em leucoplasias homogéneas. Os termos "leucoplasia por Candida" e "candidíase hiperplásica" têm sido utilizados para descrever estas lesões. Desconhece-se se a Candida constitui um cofator para a produção excessiva de queratina ou para a transformação displásica ou maligna. [1 2' 3' 4]

O papilomavírus humano (HPV), particularmente os subtipos HPV-16 e HPV-18, foi identificado em algumas leucoplasias orais. O papel deste vírus continua a ser questionável, mas existem provas de que o HPV-16 pode estar associado a um risco acrescido de transformação maligna. É interessante notar que existem algumas provas de que a leucoplasia oral em não fumadores tem um maior risco de transformação maligna do que a leucoplasia oral em fumadores. [1' 2' 3' 4]

Epidemiologia:

Demografia:

A incidência de leucoplasia varia consoante a localização geográfica e os hábitos associados dos doentes.

Por exemplo, em locais onde o tabaco sem fumo é frequentemente utilizado, a leucoplasia aparece com maior prevalência. [1' 2' 3' 4]

Género:

A leucoplasia é mais frequente nos homens, pode ocorrer em qualquer superfície da mucosa e raramente causa desconforto ou dor. [1' 2' 3' 4]

Idade:

A leucoplasia ocorre normalmente em adultos com mais de 50 anos de idade. A prevalência aumenta rapidamente com a idade, especialmente no sexo masculino, e 8% dos homens com mais de 70 anos de idade são afectados. [1,2,3,4]

Localização:

Aproximadamente 70% das lesões de leucoplasia oral são encontradas na mucosa bucal, no rebordo vermelhão do lábio inferior e na gengiva. São menos comuns no palato, mucosa maxilar, área retromolar, assoalho da boca e língua. No entanto, as lesões da língua e do soalho da boca representam mais de 90% dos casos que apresentam displasia ou carcinoma. [1,2,3,4]

Caraterísticas clínicas:

Foram identificadas muitas variedades de leucoplasia.

A "leucoplasia homogénea" (ou "leucoplasia espessa") refere-se a uma mancha branca geralmente bem definida, localizada ou extensa, que é ligeiramente elevada e que tem uma superfície fissurada, enrugada ou ondulada. À palpação, estas lesões podem ter um aspeto coriáceo a "seco, ou lamacento fissurado". [1,2,3,4]

A leucoplasia nodular (salpicada) é granular ou não homogénea. Este tipo de leucoplasia está associado a uma taxa de transformação maligna mais elevada, com até dois terços dos casos em algumas séries a apresentarem displasia epitelial ou carcinoma. [1,2,3,4]

A "leucoplasia verrucosa" ou "leucoplasia verruciforme" é um termo utilizado para descrever a presença de lesões brancas espessas com superfícies papilares na cavidade oral. Estas lesões são normalmente muito queratinizadas e são mais frequentemente observadas em adultos mais velhos, entre a sexta e a oitava décadas de vida. Algumas destas lesões podem apresentar um padrão de crescimento exofítico. [1,2,3,4]

A leucoplasia verrucosa proliferativa (PVL) foi descrita pela primeira vez em 1985.147 As lesões deste tipo especial de leucoplasia foram descritas como placas brancas papilares ou verrucóides extensas que tendem a envolver lentamente múltiplos locais da mucosa na cavidade oral e a transformar-se inexoravelmente em carcinomas de células escamosas durante um período de muitos anos. A PVL tem um risco muito elevado de transformação em displasia, carcinoma de células escamosas ou carcinoma verrucoso. O carcinoma verrucoso é quase sempre uma lesão de crescimento lento e bem diferenciada que raramente metastiza. [1,2,3,4]

Caraterísticas histopatológicas

O método mais importante e conclusivo de diagnóstico das lesões leucoplásicas é o exame microscópico de uma amostra de biopsia adequada. [1,2,3,4]

As formas benignas de leucoplasia são caracterizadas por padrões variáveis de hiperqueratose e inflamação crónica. A associação entre o processo bioquímico da hiperqueratose e a transformação maligna permanece um enigma. [1,2,3,4]

Cerca de 17% dos casos eram displasias epiteliais ou carcinomas in situ. As alterações displásicas iniciam-se tipicamente nas zonas basal e parabasal do epitélio. Quanto maior a extensão do envolvimento epitelial, maior o grau de displasia. As alterações displásicas do epitélio são caracterizadas por núcleos aumentados e hipercromáticos, pleomorfismo celular e nuclear, queratinização prematura de células individuais, um aumento da relação nucleocitoplasmática, atividade mitótica aumentada e anormal e uma perda generalizada da polaridade e orientação celular. Quando toda a espessura do epitélio está envolvida (alteração "de cima para baixo"), é utilizado o termo "carcinoma in situ" (CIS). Não se observa invasão no CIS. [1,2,3,4]

Apenas 3% das lesões leucoplásicas examinadas evoluíram para carcinomas invasivos de células escamosas. [1,2,3,4]

Diagnóstico da leucoplasia:

O diagnóstico de leucoplasia é efectuado quando o exame clínico e histológico adequado não revela um diagnóstico alternativo e quando estão presentes achados histopatológicos caraterísticos de leucoplasia. Os critérios clínicos importantes incluem a localização, o aspeto, os irritantes conhecidos e a evolução clínica. Muitas lesões brancas podem imitar clinicamente a leucoplasia e devem ser excluídas antes de ser feito um diagnóstico de leucoplasia. Estas incluem líquen plano, lesões causadas por mordedura da bochecha, queratose por fricção, queratose induzida por tabaco sem fumo, estomatite nicotínica, leucoedema e nevo esponjoso branco. [1,2,3,4]

Se uma lesão leucoplásica desaparecer espontaneamente ou através da eliminação de um irritante, não são indicados mais testes. No entanto, para a lesão persistente, o diagnóstico definitivo é estabelecido por biópsia de tecido. [1,2,3,4]

Os métodos adjuvantes, como a coloração vital com azul de toluidina e as técnicas de cytobrush, são úteis para acelerar a biópsia e/ou selecionar o local mais adequado para a realização da biópsia. [1,2,3,4]

A coloração com azul de toluidina utiliza uma solução aquosa a 1% do corante que é descolorada com ácido acético a 1%. O corante liga-se às células epiteliais displásicas e malignas com um elevado grau de precisão. [1,2,3,4]

A técnica do cytobrush utiliza uma escova com cerdas firmes que obtém células individuais de toda a espessura do epitélio escamoso estratificado; esta técnica é significativamente mais exacta do que outras técnicas citológicas utilizadas na cavidade oral. Deve ser lembrado que as técnicas de coloração e cytobrush são adjuvantes e não substitutos de uma biópsia incisional. [1,2,3,4]

Quando tiver sido efectuada uma biopsia e a lesão não tiver sido subsequentemente removida, recomenda-se outra biopsia se e quando ocorrerem alterações nos sinais ou sintomas. A criocirurgia e a ablação por laser são frequentemente preferidas devido à sua precisão e rápida cicatrização. A excisão total é agressivamente recomendada quando é identificada displasia microscópica, particularmente se a displasia for classificada como grave ou moderada. [1,2,3,4]

Tratamento das leucoplasias: [1,2,3,4]

A maioria das leucoplasias apresenta um baixo risco de transformação maligna. Após tentativas de remoção, as recidivas aparecem quando as margens da excisão são inadequadas ou quando o fator ou hábito causador é continuado. Em todo o caso, estes doentes devem ser observados periodicamente devido ao risco de eventual malignidade.

A utilização de nutrientes e vitaminas antioxidantes não tem sido reprodutivelmente eficaz no tratamento. Os programas têm incluído doses individuais e combinadas de vitaminas A, C e E; betacaroteno; análogos da vitamina A; e dietas ricas em antioxidantes e proteínas supressoras do crescimento celular (frutas e legumes).

Prognóstico[1,2,3,4]:

Após a remoção cirúrgica, é importante a monitorização a longo prazo do local da lesão, uma vez que as recidivas são frequentes e podem desenvolver-se leucoplasias adicionais. As lesões benignas mais pequenas que não demonstram displasia devem ser excisadas, uma vez que a probabilidade de transformação maligna é de 4 a 6%. No caso de lesões maiores sem evidência de displasia na biopsia, pode optar-se entre a remoção da lesão remanescente e uma avaliação de seguimento, com ou sem medicação local. As visitas de acompanhamento e as biópsias repetidas são essenciais, particularmente quando não é provável que se consiga a eliminação completa dos irritantes. Nestes casos, a remoção total é fortemente aconselhada.

Cada aspeto clínico ou fase da leucoplasia tem um potencial diferente de transformação maligna. A leucoplasia salpicada tem o potencial médio de transformação mais elevado, seguida da leucoplasia verrucosa; a leucoplasia homogénea tem o risco mais baixo.

No caso da leucoplasia displásica, o médico deve considerar o grau histológico ao planear o tratamento e o acompanhamento. Em geral, quanto maior for o grau de displasia, maior é o potencial de alteração maligna.

Além disso, vários factores desempenham um papel na determinação do procedimento de tratamento ideal. Estes factores incluem a persistência da lesão ao longo de muitos anos, o desenvolvimento de leucoplasia num não fumador e a ocorrência da lesão em áreas de alto risco, como o pavimento da boca, o palato mole, a orofaringe ou a superfície ventral da língua.

Visão geral sobre a aldeia de Saihitlu e objetivo do estudo:

Sasihitlu, uma zona costeira do distrito de Dakshina Kannada, Karnataka, Índia, é conhecida por ter uma grande população de hindus. A população total até à data é de cerca de 2400 habitantes. A principal fonte de subsistência é a pesca. Foi observado que uma grande parte da população está envolvida em hábitos como o tabagismo, o consumo de tabaco e de álcool[10].

O objetivo deste estudo foi planear a avaliação da prevalência de lesões brancas com base em dados como a distribuição de acordo com a idade, o sexo e as localizações intra-orais e a correlação com os hábitos de consumo de tabaco sem combustão na população da aldeia de Sasihitlu, Mukka, distrito de Dakshina Kannada, Karnataka, Índia.

Capítulo 2. Finalidades e objectivos

Objetivo do estudo:

O objetivo deste estudo foi investigar a prevalência de lesões brancas da mucosa oral entre a população da aldeia de Sasihitlu, distrito de Dakshina Kannada, Karnataka, para planear uma base de dados de saúde oral para a localidade.

Objectivos do estudo:

1. Determinar a prevalência de lesões brancas da mucosa oral na população da aldeia de Sasihitlu, distrito de Dakshina Kannada, Karnataka

2. Determinar a distribuição das lesões brancas da mucosa oral na população da aldeia de Sasihitlu, distrito de Dakshina Kannada, Karnataka, de acordo com a idade, o sexo e as localizações intra-orais.

3. Determinar a prevalência de hábitos orais, ou seja, tabagismo, tabaco, álcool, rapé ou qualquer outro hábito entre a população da aldeia de Sasihitlu, distrito de Dakshina Kannada, Karnataka.

4. Determinar a correlação entre a prevalência de hábitos orais e as lesões brancas da mucosa oral na população da aldeia de Sasihitlu, distrito de Dakshina Kannada, Karnataka.

Capítulo 3. Materiais e métodos

Fonte dos dados:

Foi realizado um inquérito transversal porta a porta a 1267 pessoas da aldeia de Sasihitlu, no distrito de Dakshina Kannada. O número total de casas inquiridas foi de 237. O inquérito foi realizado na localidade em oito sessões para avaliar toda a população de agosto de 2005 a novembro de 2005.

Armamentarium:

1. Espelhos para a boca
2. Retractores de língua
3. Pinça
4. Tabuleiros para rins
5. Papéis e gaze de algodão
6. Luvas de diagnóstico e máscaras descartáveis
7. Soluções Betadine e salinas
8. Esterilizadores portáteis

Método:

Trinta observadores, divididos em 6 pequenos grupos de 5 membros cada, participaram no inquérito. Cada grupo era dirigido por um chefe de grupo. Cada grupo foi informado sobre o padrão em que o inquérito deveria ser realizado. Cada grupo recebeu um conjunto de formulários escritos para anotar os pormenores relevantes.

Entre a população de Sasihitlu, apenas os indivíduos com mais de 10 anos foram incluídos no inquérito. Os indivíduos foram submetidos a uma entrevista pessoal que incluía perguntas sobre os seus hábitos tabágicos, hábitos de mastigação de charutos e a duração dos seus hábitos (se positivos).

Os doentes foram examinados à luz natural, utilizando espelhos bucais e afastadores de língua. Os critérios clínicos para o diagnóstico das lesões brancas da mucosa oral basearam-se em critérios internacionais amplamente aceites e nos códigos da OMS.

O formulário seguido para o estudo foi o seguinte

HISTÓRIA

I. **Dados biográficos**

1. Nome:
2. Idade:
3. Sexo:
4. Estado civil:
5. N.º de filhos/irmãos:
6. Rendimento:

- Bom
- Média
- Pobres

7. Formação académica:
8. Profissão:
9. Endereço:

II. **Antecedentes de hábitos pessoais:** Tabagismo / Quid / Álcool / Rapé / Qualquer outro hábito.

1. Fumar:

- O que é que fuma?
- Porque é que fuma?
- Quando é que começou a fumar?
- Quantos cigarros ou beedies, etc., fuma por dia?

2. Quid:

- Quando é que começou?
- Em que sítio da boca é que o coloca?
- Quanto tempo é que se coloca?
- Quantas vezes por dia?

3. Consumo de álcool:

- O que é que bebe?
- Quando é que começou a beber?
- Com que frequência bebe?

4. Utilização do rapé:

- Quando é que começou?
- Onde é que se coloca?
- Quanto tempo é que se coloca?
- Quantas vezes por dia?

III. **Dieta:**

- Vegetariano

- Misto

EXAME INTRA-ORAL

I. Exame dos tecidos moles:

- Mucosa labial
- Gengiva
- Mucosa bucal
- Vestíbulo
- Língua
- Pavimento da boca
- Palato duro e mole

Descrição da lesão (se existir):

II. Exame dos tecidos duros:

III. Exame dos dentes:

DIAGNÓSTICO PROVISÓRIO

A população detectada como casos de lesão branca foi encaminhada para o Departamento de Patologia Oral e Microbiologia e para o Departamento de Medicina Oral e Radiologia, A.B.S.M.I.D.S para avaliação histopatológica e tratamento posterior.

Capítulo 4. Análise estatística

Os dados foram analisados por meio do Qui-quadrado. $P \leq 0,001$ foi considerado estatisticamente significativo.

Média

$$\overline{x} = \frac{\Sigma\, xi}{n}$$

Onde

$i = 1,2, \ldots\ldots\ldots\ldots n$

n = Número de casos

Σxi = Soma dos valores

Déviation standard,

$$SD = \sqrt{\frac{\Sigma\,(xi - \overline{x})^2}{n\text{-}1}},\ \text{variance} = \frac{\Sigma\,(xi\text{-}\overline{x})}{n\text{-}1}$$

Capítulo 5. Resultados

Este estudo transversal de inquérito porta a porta foi realizado em 1267 pessoas da aldeia de Sasihitlu, Mukka, distrito de Dakshina Kannada, Karnataka, Índia, de agosto de 2005 a novembro de 2005. O inquérito foi realizado na localidade em oito sessões para avaliar toda a população. O objetivo do inquérito era investigar a prevalência de lesões brancas da mucosa oral entre a população da aldeia de Sasihitlu, Mukka, distrito de Dakshina Kannada, para planear uma base de dados de saúde oral para a localidade.

Os dados foram analisados através do teste do Qui-quadrado. Os resultados obtidos são discutidos a seguir:

1. Foi inquirido um total de 1267 pessoas da localidade. Entre as 1267 pessoas inquiridas, 695 eram homens e 572 eram mulheres.

2. Dos 1267 pacientes examinados, 43 foram diagnosticados como tendo lesões brancas, resultando numa taxa de prevalência de 3,4% (ver Tabela n.º 1 e Gráfico n.º 1).

N.º total de população examinada	**Pacientes que não apresentavam lesões brancas na mucosa oral**	**Pacientes aos quais foi diagnosticada a presença de lesões brancas na mucosa oral**	**Taxa de prevalência**
1267	1224	43	3.4%

Quadro n.º 1

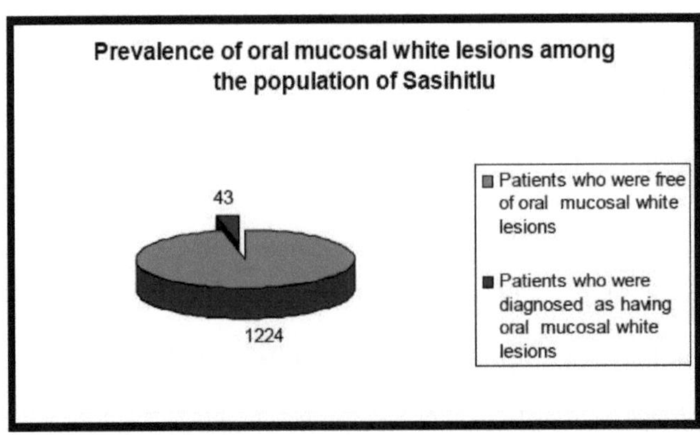

Gráfico n.º 1

3. Dos 695 doentes do sexo masculino examinados, 27 foram diagnosticados como tendo lesões brancas, o que resulta numa taxa de prevalência de 3,4%. Registaram-se diferenças significativas entre os grupos etários, especialmente acima dos 40 anos de idade (p<0,001) (ver Tabela nº 2 e Gráfico nº 2).

Faixa etária (anos)	Masculino	
	N.º de casos examinados	**Pacientes com lesões brancas da mucosa oral**
20-29	43	1
30-39	197	2
40-49	187	8
50-59	156	9
60-69	74	4
>70	38	3
Total	**695**	**27(3.8%)**

Quadro n.º 2

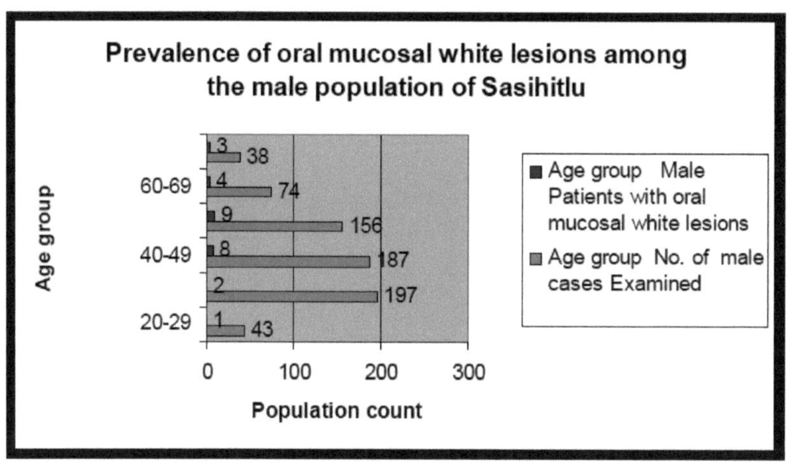

Gráfico n.º 2

4. Das 572 pacientes do sexo feminino que foram examinadas, 16 foram diagnosticadas com lesões brancas, resultando numa taxa de prevalência de 2,7%. Apenas se registaram diferenças significativas entre os grupos etários 40-49 e 50-59 anos (p<0,001) (ver Tabela nº 3 e Gráfico nº 3).

Faixa etária (anos)	Feminino	
	N.º de casos examinados	Pacientes com lesões brancas da mucosa oral
20-29	55	0
30-39	203	0
40-49	122	5
50-59	97	7
60-69	80	2
>70	15	2
Total	**572**	**16(2.7%)**

Quadro n.º 3

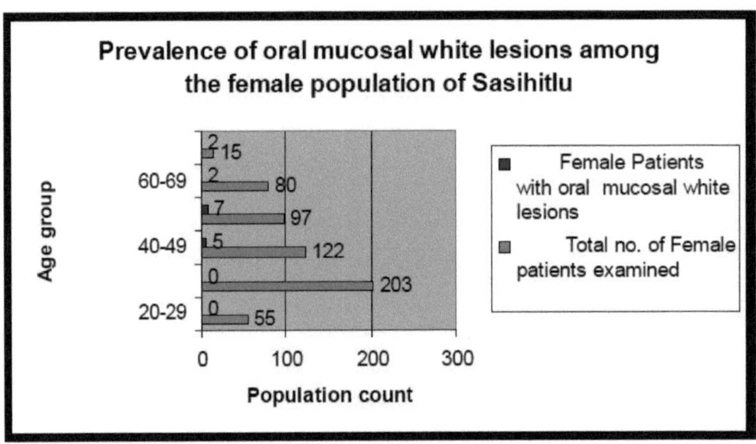

Gráfico n.º 3

5. Foram também encontradas diferenças significativas entre homens e mulheres (p<0,001) em quase todos os grupos etários (ver Quadro n.º 4 e Gráfico n.º 4).

Faixa etária (anos)	**Masculino**	**Feminino**	**Total**
	Lesões brancas	**Lesões brancas**	**Lesões brancas**
20-29	1	0	1
30-39	2	0	2
40-49	8	5	13
50-59	9	7	16
60-69	4	2	6
>70	3	2	5
Total	**27(3.8%)**	**16(2.7%)**	**43(3.4%)**

Quadro n.º 4

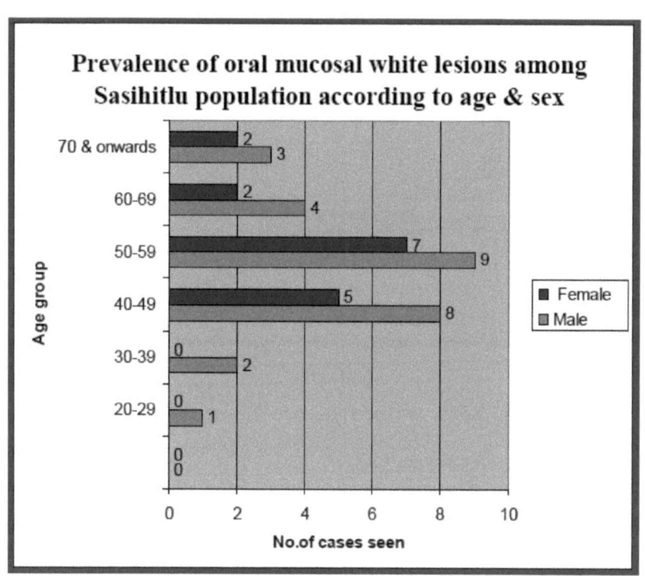

Gráfico n.º 4

6. O local mais frequente das lesões brancas da mucosa oral foi a mucosa bucal (53,5%), seguida da língua (20,9%), do rebordo alveolar (16,3%), da comissura (4,6%), da mucosa labial (2,35%) e do pavimento da boca (2,35%) (ver Quadro 5 e gráfico 5).

Localização	N.º total de casos	Percentagem
Mucosa bucal	23	53.5
Língua	9	20.9
Crista alveolar	7	16.3
Comissura	2	4.6
Mucosa labial	1	2.35
Pavimento da boca	1	2.35
Total	**43**	**100**

Quadro n.º 5

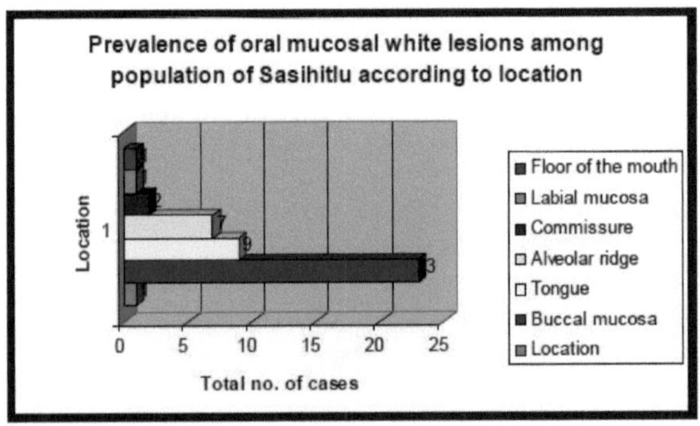

Gráfico n.º 5

7. Dos 1267 pacientes examinados, verificou-se que 335 estavam envolvidos no consumo de tabaco/álcool (ver quadro n.º 6 e gráfico n.º 6).

Número total de indivíduos examinados	N.º total de indivíduos envolvidos no consumo de tabaco/álcool	Percentagem
1267	335	26.44

Quadro n.º 6

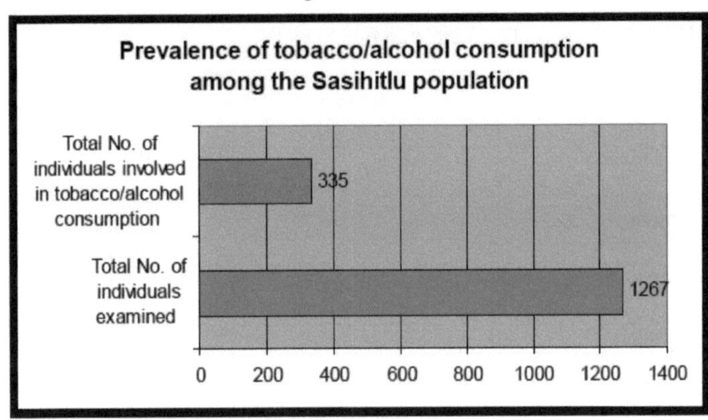

Gráfico n.º 6

8. Dos 335 doentes envolvidos no consumo de tabaco/álcool, 123 (36,7%) estavam envolvidos em mascar tabaco, fumar e beber, seguidos de 87 (26%) envolvidos em mascar tabaco e fumar, 60 (17,9%) apenas fumar, 42 (12,6%) apenas mascar tabaco, 15 (4,4%) consumir rapé, 4 (1,2%) apenas álcool, 2 (0,6%) fumar e beber e 2 (0,6%) tabaco e álcool (ver quadro n.º 7 e gráfico n.º 7).

Hábito de consumo de tabaco/álcool	N.º de pessoas envolvidas no hábito	Percentagem
Apenas fumadores	60	17.9
Quid Chewing	42	12.6
Utilização de rapé	15	4.4
Apenas álcool	4	1.2
Quid& fumar	87	26
Tabagismo e álcool	2	0.6
Quid e álcool	2	0.6
Fumar, mascar cocaína e álcool	123	36.7
Total	**335**	**100**

Quadro n.º 7

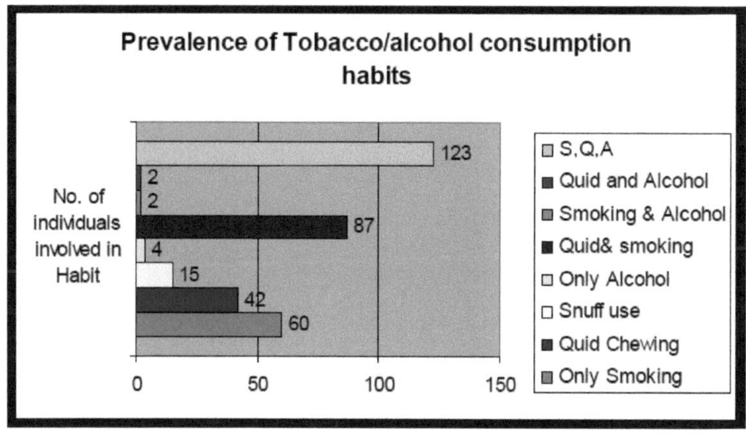

Gráfico n.º 7

9. Dos 43 doentes com lesões brancas na mucosa oral, 41 (95,3%) estavam envolvidos no consumo de tabaco/álcool, enquanto 2 (4,7%) não revelaram qualquer história de consumo de tabaco/álcool. Verificou-se uma ocorrência significativamente mais elevada de lesões brancas nos doentes com história de consumo de tabaco/álcool (41 indivíduos (95,3%)) em comparação com os doentes sem essa história (2 indivíduos (4,7%)) ($p<0,001$) (ver Tabela n.º 8 e Gráfico n.º 8).

Lesões brancas com/sem hábitos	Percentagem	
N.º de casos de lesões brancas com antecedentes de consumo de tabaco/álcool	41	95.3
N.º de casos de lesões brancas sem história de hábitos	2	4.7
N.º total de indivíduos com lesões brancas	**43**	**100**

Quadro n.º 8

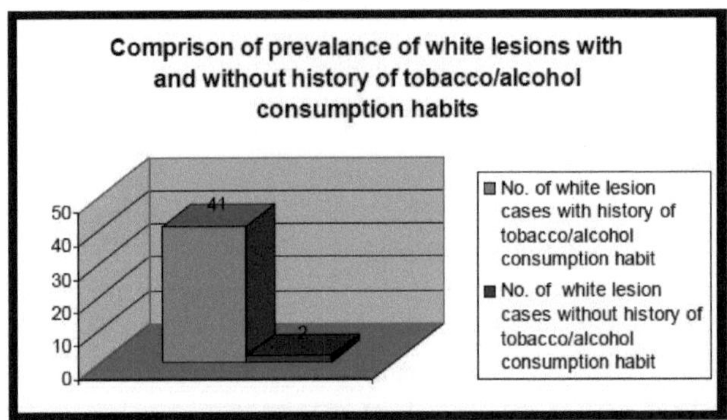

Gráfico n.º 8

10. Dos 41 doentes com lesões brancas na mucosa oral relacionadas com o consumo de tabaco/álcool, 17 (41,5%) estavam envolvidos no consumo de tabaco, tabaco e álcool, seguidos de 12 (29,3%) no consumo de tabaco e tabaco, 6 (14,6%) no consumo de tabaco, 2 (4,9%) no consumo de tabaco e álcool, 2 (4,9%) no consumo de tabaco e álcool, 1 (2,4%) no consumo de tabaco e 1 (2,4%) no consumo de rapé. De todas as formas de hábitos de consumo de tabaco/álcool, foi observada uma percentagem significativamente mais elevada de lesões brancas nos doentes com hábitos de mastigação de tabaco (isoladamente ou em conjunto com outras formas de consumo) ($p<0,001$) (Ver tabela nº 9 e gráfico nº 9).

Hábito de consumo de tabaco/álcool	N.º de indivíduos com lesões brancas	N.º de indivíduos sem lesões brancas
Quid Chewing	6(14.6%)	36
Apenas fumadores	1(2.4%)	59

Rapé	1(2.4%)	14
Apenas álcool	0(0%)	4
Quid& fumar	12(29.3%)	75
Tabagismo e álcool	2(4.9%)	2
Quid e álcool	2(4.9%)	2
Fumar, mascar cocaína e álcool	17(41.5%)	106
Total	**41**	**294**

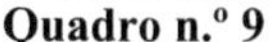

Quadro n.º 9

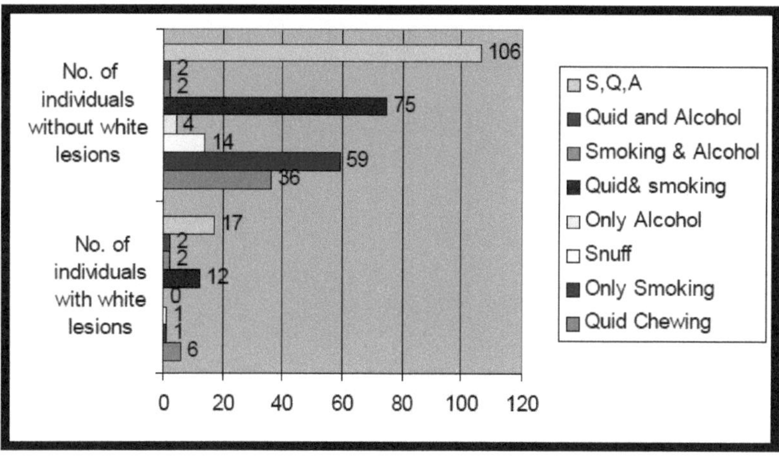

Gráfico n.º 9

11. Em quase todos os doentes envolvidos no consumo de tabaco/álcool, especialmente no caso de doentes com lesões brancas da mucosa oral com história de consumo de tabaco/álcool, observou-se que havia uma história de consumo de tabaco/álcool desde há muito tempo. Também se observou que, na maioria dos casos, especialmente no caso dos mascadores de cigarros, os doentes estavam envolvidos neste hábito frequentemente, pelo menos 2 a 3 vezes por dia. A duração do hábito era de cerca de 4-5 horas.

12. Verificou-se que um total de 244 pacientes estavam envolvidos no hábito de mastigar charutos, isoladamente ou em conjunto com outros hábitos. Destes 244 pacientes, 196 (80,4%) pacientes

usavam cigarro com tabaco e 48 (19,6%) pacientes usavam cigarro sem tabaco (ver Tabela nº 10 e Gráfico nº 10).

Hábitos pessoais	Com tabaco	Sem tabaco
Quid Chewing	32	10
Quid juntamente com o tabaco	60	17
Quid juntamente com álcool	2	0
Todos (tabaco, tabaco de mascar e álcool)	102	21
Total	**196(80.4%)**	**48(19.6%)**

Quadro n.º 10

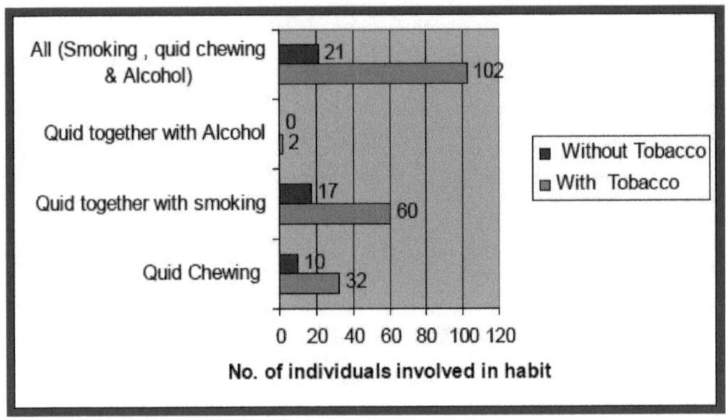

Gráfico n.º 10

13. Dos 196 doentes envolvidos na mastigação de tabaco com hábitos tabágicos isolados ou em conjunto com outros hábitos, 24 estavam associados a lesões brancas da mucosa oral. Dos 48 pacientes envolvidos na mastigação de cigarros sem hábitos de tabaco isoladamente ou em conjunto com outros hábitos, apenas 2 estavam associados a lesões brancas da mucosa oral. Verificou-se uma ocorrência significativamente mais elevada de lesões brancas nos doentes com hábitos de mastigação de tabaco (com tabaco, isoladamente ou em conjunto com outros hábitos) em relação aos doentes com hábitos de mastigação de tabaco (sem tabaco, isoladamente ou em conjunto com outros hábitos) ($p<0,001$) (Ver Tabela 11 e Gráfico nº 11).

Hábitos pessoais	Com tabaco		Sem tabaco	
	N.º total	N.º de indivíduos com lesões brancas	N.º total	N.º de indivíduos com lesões brancas
Quid Chewing	32	6	10	0
Quid juntamente com o tabaco	60	1	17	0
Quid juntamente com álcool	2	2	0	0
Todos (tabaco, tabaco de mascar e álcool)	102	15	21	2
Total	**196**	**24**	**48**	**2**

Quadro n.º 11

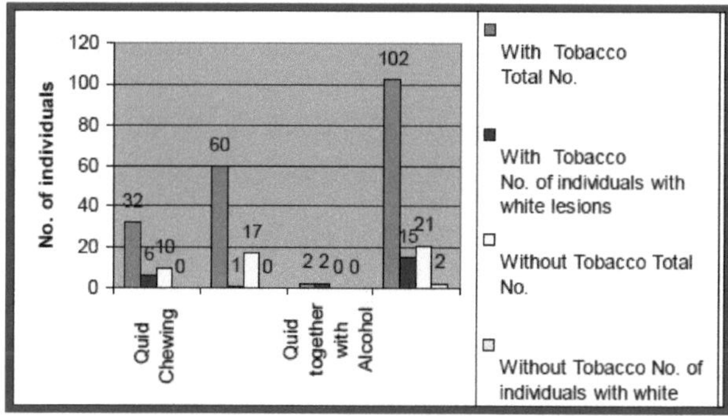

Gráfico n.º 11

Capítulo 6. Discussão

Os estudos de prevalência das doenças orais baseiam-se, na sua maioria, no exame da população total de uma amostra ou de pacientes ambulatórios de medicina dentária 1[1,] 12. Há muito poucos estudos feitos sobre lesões brancas da mucosa oral numa população geral devido às dificuldades deste método. O exame de pacientes ambulatoriais odontológicos é mais fácil de ser realizado. No entanto, não fornece informações sobre toda a população. Assim, este estudo foi planeado para avaliar a prevalência de lesões brancas na população da aldeia de Sasihitlu, Dakshin Kannada.

As lesões brancas da mucosa oral são uma das lesões mais frequentemente encontradas na clínica. Os estudos relacionados com a prevalência de lesões brancas da mucosa oral baseados em dados epidemiológicos de diferentes países nos últimos 30 anos mostraram uma gama variada de resultados.[13] Um inquérito entre uma população selecionada de 1000 pacientes consecutivos dos Países Baixos mostrou uma prevalência de um diagnóstico provisório e definitivo de leucoplasia oral de 0.[14] Num estudo ambulatorial de 2385 pacientes sobre a prevalência de lesões orais pré-cancerosas, especialmente leucoplasia oral, observou-se que 53 casos foram diagnosticados como leucoplasia oral. A maioria dos casos (45) era do tipo homogéneo e 8 casos eram do tipo não homogéneo. A prevalência de leucoplasia oral foi de 2,2%, para o tipo homogéneo foi de 1,9% e para o tipo não homogéneo foi de 0,3%.[15] No nosso estudo, dos 1267 doentes que foram examinados, 43 foram diagnosticados como tendo lesões brancas, resultando numa taxa de prevalência de 3,4%.

As lesões brancas da mucosa oral podem ser observadas em qualquer faixa etária. No entanto, em geral, são observadas em idades entre 50 e 70 anos, com preponderância do sexo masculino. Isto é particularmente verdade nas lesões brancas da mucosa oral relacionadas com hábitos deletérios.[16] No nosso estudo, a taxa de prevalência da lesão branca da mucosa oral foi de 3,8% e 2,7% no caso dos homens e das mulheres, respetivamente. Foram encontradas diferenças significativas entre os homens com mais de 40 anos de idade (p'0,001), e entre as mulheres apenas entre os grupos etários 30-39 e 50-59 anos.

A mucosa bucal, o soalho da boca, a língua lateral e o palato mole têm a maior taxa de localização [11,17] No nosso estudo, o local mais frequente das lesões brancas da mucosa oral foi a mucosa bucal (53,5%), seguida da língua (20,9%), do rebordo alveolar (16,3%), da comissura (4,6%), da mucosa labial (2,35%) e do soalho da boca (2,35%).

O tabaco continua a ser uma das mais importantes causas evitáveis de dependência, doença e mortalidade no mundo. O seu consumo é um dos factores de risco mais importantes para as doenças orais, incluindo o cancro oral, as lesões da mucosa oral, a doença periodontal e a fenda labial e palatina. O tabaco está associado a uma série de alterações nas células da mucosa oral, incluindo impactos reversíveis como o palato de fumador e outros mais perigosos como o cancro oral.[18] Num estudo sobre o impacto da betel quid, do tabaco e do álcool nos tecidos orais, observou-se que os indivíduos que mascavam betel quid apresentavam um maior risco de leucoplasia (odds ratio (OR) ajustado 17,7 (9,03-34,5)), mas não havia um efeito significativo na transformação maligna (OR 1,04 (0,61-1,76)). O tabagismo desempenhou um papel importante no aparecimento da leucoplasia (OR 4,26 (2,21-8,23)), mas um papel menor na transformação maligna (OR 1,36 (0,69-2,68)). O álcool foi positivamente associado à transformação maligna (OR 2,37 (1,47-3,82)), mas não foi relacionado com a ocorrência de leucoplasia (OR 0,76 (0,04-1,43)). Concluiu-se que o tabagismo e o betel quid foram dois factores de risco significativos para a ocorrência de leucoplasia, enquanto o álcool foi significativamente responsável pela transformação maligna.[16]

Os hábitos de consumo de tabaco/álcool são um dos factores etiológicos importantes para as lesões brancas e constituem uma preocupação primordial nos dias de hoje, uma vez que se observa um aumento da incidência de malignidade em doentes com antecedentes destes hábitos. Num estudo sobre lesões brancas orais associadas ao hábito de mascar khat, as lesões brancas foram significativamente mais prevalentes nos indivíduos que mascavam khat (83%) em comparação com os indivíduos que não mascavam (16%) (P<0,001). As lesões orais brancas foram identificadas principalmente na mucosa gengival anexa vestibular inferior, na mucosa alveolar e na prega mucobucal inferior no lado mastigador (p<0,001). Não houve associação significativa entre a ocorrência das lesões brancas e o hábito de fumar. Apesar de a maioria das lesões brancas (85,4%) serem homogéneas, 71,4% das lesões não homogéneas foram identificadas em mastigadores de khat[5].

No nosso estudo, dos 1267 doentes examinados, verificou-se que 335 estavam envolvidos em hábitos de consumo de tabaco/álcool. Dos 335 doentes envolvidos em hábitos de consumo de tabaco/álcool, 123(36,7%) estavam envolvidos em mascar tabaco, fumar e beber, seguidos de 87(26%) envolvidos em mascar tabaco e fumar, 60(17,9%) apenas fumar, 42(12,6%) apenas mascar tabaco, 15(4,4%) usar rapé, 4(1,2%) apenas álcool, 2(0,6%) fumar e álcool e 2(0,6%) tabaco e álcool.

Entre os 43 pacientes com lesões brancas na mucosa oral, 41 (95,3%) estavam envolvidos em hábitos de consumo de tabaco/álcool, enquanto apenas 2 (4,7%) não tinham qualquer história de hábito. Verificou-se uma ocorrência significativamente mais elevada de lesões brancas nos doentes com hábitos de consumo de tabaco/álcool (41 indivíduos (95,3%)) em comparação com os doentes sem hábitos (2 indivíduos (4,7%)) (p<0,001). Dos 41 pacientes com lesões brancas na mucosa oral com hábitos de consumo de tabaco/álcool, 17 (41,5%) estavam envolvidos em tabagismo, mastigação de tabaco e álcool, seguidos por 12 (29,3%) em mastigação de tabaco e tabagismo, 6 (14,6%) estavam envolvidos em mastigação de tabaco, tabagismo e álcool 2 (4,9%), tabaco e álcool 2 (4,9%), tabagismo 1 (2,4%) e uso de rapé 1 (2,4%). De todas as formas de hábitos de consumo de tabaco/álcool, foi observada uma percentagem significativamente mais elevada de lesões brancas nos doentes com hábitos de mascar tabaco (isoladamente ou em conjunto com outras formas de consumo) (p<0,001).

Num estudo sobre o impacto da betel quid, do tabaco e do álcool nos tecidos orais, observou-se que os indivíduos que mascavam betel quid corriam um maior risco de leucoplasia (odds ratio ajustado (OR) 17,7 (9,03-34,5)), mas não havia um efeito significativo na transformação maligna (OR 1,04 (0,61-1,76)). O tabagismo desempenhou um papel importante no aparecimento da leucoplasia (OR

4,26 (2,21-8,23)), mas um papel menor na transformação maligna (OR 1,36 (0,69-2,68)). O álcool foi positivamente associado à transformação maligna (OR 2,37 (1,47-3,82)), mas não foi relacionado com a ocorrência de leucoplasia (OR 0,76 (0,04-1,43)). Concluiu-se que o tabagismo e a betel quid eram dois factores de risco significativos para a ocorrência de leucoplasia, enquanto o álcool era significativamente responsável pela transformação maligna.[16] Noutro estudo sobre o impacto da betel quid nos tecidos orais de uma população, verificou-se que a mastigação de noz de areca/líquido ou pan masala (uma preparação comercial de nozes de areca, lima, catechu e corantes, aromatizantes e adoçantes não revelados) estava diretamente relacionada com lesões da mucosa oral como a FSO. Além disso, o pan masala era mastigado por um grupo etário comparativamente mais jovem e estava associado a alterações da mucosa oral mais cedo do que a mastigação de noz de areca/líquido. No entanto, mascar ou fumar tabaco com vários outros hábitos de mastigação não aumentou o risco de desenvolver FSO. Verificou-se também que a frequência da mastigação, e não a duração total do hábito, estava diretamente correlacionada com a FOS.[19]

No nosso estudo, dos 244 doentes envolvidos no hábito de mastigar cigarros isoladamente ou em conjunto com outros hábitos de consumo de tabaco/álcool, 196(80,4%) doentes consumiam cigarros com tabaco e 48(19,6%) doentes consumiam cigarros sem tabaco. Dos 196 pacientes envolvidos em hábitos de mastigação de cigarro com tabaco isoladamente ou em conjunto com outros hábitos, 24 estavam associados a lesões brancas na mucosa oral. Dos 48 pacientes envolvidos na mastigação de cigarros sem tabaco isoladamente ou em conjunto com outros hábitos de consumo de tabaco/álcool, apenas 2 estavam associados a lesões brancas na mucosa oral. Verificou-se uma ocorrência significativamente mais elevada de lesões brancas nos doentes com hábitos de mastigação de charutos (com tabaco, isoladamente ou em conjunto com outras formas de hábitos tabágicos/alcoólicos) versus os doentes com hábitos de mastigação de charutos (sem tabaco, isoladamente ou em conjunto com outras formas de hábitos tabágicos/alcoólicos) ($p<0,001$).

No nosso estudo, quase todos os doentes envolvidos em hábitos de consumo de tabaco/álcool, especialmente no caso de doentes habituais de tabaco/álcool com lesões brancas da mucosa oral, tinham uma história de hábitos de longa data. Também se observou que, na maioria dos casos, especialmente no caso dos mascadores de cigarros, os doentes estavam envolvidos neste hábito frequentemente, pelo menos 2 a 3 vezes por dia. Também se verificou que a população de pescadores estava habitualmente envolvida em hábitos de mastigação de quid. Estas pessoas costumavam tomar quid de manhã, quando saíam para o seu trabalho quotidiano, e mantinham-no até regressarem da pesca (cerca de 4-5 horas). Esta longa duração e o envolvimento frequente do paciente em hábitos, especialmente a mastigação de charutos, pode ser um dos factores importantes que contribuem para uma maior prevalência de lesões brancas da mucosa oral na população.

Conclusão

Atualmente, o cancro é uma das principais ameaças à vida humana. Os estudos sobre lesões pré-cancerosas são muito importantes, uma vez que se sabe que os cancros orais ainda não podem ser diagnosticados adequadamente nas fases iniciais. O papel do dentista na deteção de carcinomas orais e lesões pré-malignas é crucial. A prevalência de lesões pré-cancerosas orais varia de 2% a 4% consoante a população investigada.

À luz do presente estudo, chegou-se às seguintes conclusões:

1. Existe uma percentagem significativa (cerca de 3,4%) da população da amostra de Sasihitlu, South Canara, Índia, com lesões brancas na mucosa oral.

2. Existe um aumento significativo na prevalência de lesões brancas da mucosa oral nos homens com mais de 40 anos de idade, enquanto que nas mulheres se verifica apenas entre os grupos etários 30-39 e 50-59 anos.

3. O local mais frequente das lesões brancas da mucosa oral foi a mucosa bucal, seguida da língua, do rebordo alveolar, da comissura, da mucosa labial e do pavimento da boca.

4. Também um número significativo (26,44%) da população está envolvida em hábitos de consumo de tabaco/álcool.

5. Existe uma relação significativa entre as lesões brancas da mucosa oral e os hábitos. De todas as formas de hábitos de consumo de tabaco/álcool, uma percentagem significativamente mais elevada de lesões brancas foi observada nos pacientes com hábitos de mastigação de cigarros (isoladamente ou em conjunto com outras formas de consumo).

6. Também se observou que, na maioria dos casos, especialmente no caso dos mastigadores de quid,

os doentes, sobretudo a população de pescadores, estavam envolvidos neste hábito frequentemente, pelo menos 2 a 3 vezes por dia. Estas pessoas costumavam tomar quid de manhã, quando saíam para o seu trabalho quotidiano, e mantinham-no até regressarem da pesca (cerca de 4-5 horas). Esta longa duração e o envolvimento frequente do paciente em hábitos, especialmente a mastigação de charutos, pode ser um dos factores importantes que contribuem para a maior taxa de prevalência de lesões brancas da mucosa oral na população.

O presente inquérito leva-nos a concluir, em termos gerais, que é necessário sensibilizar a população para a saúde oral. É necessário educar as pessoas sobre os efeitos nocivos dos hábitos de consumo de tabaco/álcool. Isto deve ser conseguido através de medidas preventivas de cuidados de saúde a nível primário, secundário e terciário, respetivamente, na população. Também são necessários mais inquéritos para avaliar as lesões e condições pré-malignas na população.

Resumo

As lesões brancas da mucosa oral são lesões que obtêm um aspeto caraterístico devido à dispersão da luz através de uma superfície alterada da mucosa. Tais alterações podem ser resultado do aumento da espessura da cobertura epidérmica com aumento da produção de queratina (hiperqueratose) e produção de queratinas anormais; ou como resultado do stratum malpighii, ou edema intracelular; ou devido à coagulação dos tecidos superficiais, como numa queimadura; ou como resultado da formação de uma pseudomembrana composta por células descamadas, fibrina, células inflamatórias, microrganismos e restos alimentares que permaneceram ligados à superfície da mucosa.[1,2,3] As lesões brancas da mucosa oral incluem principalmente lesões brancas inflamatórias, leucoplasias, genoqueratoses e lesões orais de origem dermatológica.[4]

Foi realizado um inquérito transversal porta a porta a 1267 pessoas de Sasihitlu, South Canara, de agosto de 2005 a novembro de 2005. Dos 1267 pacientes que foram examinados, 43 foram diagnosticados como tendo lesões brancas, resultando numa taxa de prevalência de 3,4%. Os resultados obtidos mostraram que existe um aumento significativo da prevalência de lesões brancas da mucosa oral nos homens com mais e menos de 40 anos de idade, enquanto que nas mulheres se verifica apenas entre os grupos etários 30-39 e 50-59 anos. Os resultados também mostraram que o local mais frequente das lesões brancas da mucosa oral foi a mucosa bucal, seguida da língua, do rebordo alveolar, da comissura, da mucosa labial e do pavimento da boca.

Dos 1267 doentes examinados, verificou-se que 335 estavam envolvidos no consumo de tabaco/álcool. Dos 335 doentes envolvidos no consumo de tabaco/álcool, 123(36.7%) mascavam tabaco, fumavam e bebiam, seguidos de 87 (26%) mascavam tabaco e fumavam, 60 (17,9%) só fumavam, 42 (12,6%) só mascavam tabaco, 15 (4,4%) usavam rapé, 4 (1,2%) só bebiam álcool, 2 (0,6%) fumavam e bebiam álcool e 2 (0,6%) bebiam tabaco e bebiam álcool. Verificou-se uma ocorrência significativamente mais elevada de lesões brancas nos doentes com antecedentes de consumo de tabaco/álcool (41 indivíduos (95,3%)) em comparação com os doentes sem esses antecedentes (2 indivíduos (4,7%)) ($p<0,001$).

Resumindo o presente estudo, a taxa de prevalência de 3,4% não reflecte toda a população, mas fornece informações sobre os aspectos epidemiológicos das lesões pré-cancerosas orais, que podem revelar-se valiosas para o planeamento de futuros estudos sobre saúde oral e para a implementação de programas preventivos na aldeia de Sasihitlu, Mukka, distrito de Dakshin Kannada, Karnataka, Índia. O presente inquérito leva-nos à conclusão geral de que é necessário sensibilizar a população para a saúde oral. É necessário educar as pessoas sobre os efeitos nocivos dos hábitos de consumo de tabaco/álcool. Isto deve ser conseguido através de medidas preventivas de cuidados de saúde a nível primário, secundário e terciário, respetivamente, na população. Também são necessários mais inquéritos para avaliar as lesões e condições pré-malignas na população.

Bibliografia

---

1. Regezi JA, Scuibba J. Patologia Oral, Segunda Edição. 1993.

2. Neville BW et al. Patologia oral e maxilofacial (segunda edição), 2002.

3. Shafer, Hine, Levy. Um livro de texto de patologia oral (Quinta Edição), 2006.

4. Eversole LR. Clinical outline of oral pathology, Terceira Edição, 1992.

5. Gorsky M, Epstein JB, Levi H, Yarom N. Lesões Brancas Orais Associadas à Mastigação de Khat . Doenças Induzidas pelo Tabaco Vol. 2, No. 3: 145-150 (2004)

6. Shiu MN, Chen TH. Impacto da betel quid, do tabaco e do álcool na história natural da leucoplasia oral e do cancro em três fases: implicações para a prevenção do cancro oral. Eur J Cancer Prev. 2004 Feb;13(1):39-45

7. Chung CH, Yang YH, Wang TY, Shieh TY, Warnakulasuriya S. Distúrbios pré-cancerosos orais associados à mastigação de areca, ao tabagismo e ao consumo de álcool no sul de Taiwan. J Oral Pathol Med. 2005 Sep; 34(8):460-6.

8. Deborah M. Tobacco Use and Oral Disease Journal of Dental Educationm , 2001: 306-12.

9. Avon SL.Lesões da Mucosa Oral Associadas ao Uso de Quid. J Can Dent Assoc 2004; 70(4):244-8

10. Dados demográficos de Sasihitlu, South Canara, Índia, recolhidos no Departamento de Odontologia Comunitária Social e Preventiva, setembro de 2005.

11. Hogewind WFC, van der Wall I. Estudo de prevalência da leucoplasia oral numa população selecionada de 1000 pacientes dos Países Baixos. Community Dent Oral Epidemiol 16: 302-5, 1988.

12. Banocyz J, Rigo O. Prevalence study of oral precancerous lesions within a complex screening system in Hungary (Estudo de prevalência de lesões pré-cancerosas orais num sistema de rastreio complexo na Hungria). Community Dent Oral Epidemiol 19: 265-7, 1991.

13. Topics in Minority Health -- Prevalência de lesões orais e consumo de tabaco sem fumo nos índios das planícies do Norte. MMWR ,07 de outubro de 1988 / 37(39);608-611

14. Schepman K. P. Prevalence study of oral white lesions with special reference to a new definition of oral leukoplakia. Eur. j. cancer., Part B Oral oncol.

15. Bokor M, Bratic. A prevalência de lesões orais pré-cancerosas. Leucoplasia oral. Arquivo de Oncologia 2000,8(4):169-70.

16. van der Wall I, Schepman KP, van der Meij EH, Smeele LE. Leucoplasia oral: uma revisão clinicopatológica. Oral Oncol 33: 291-01, 1997.

17. Shiu MN, Chen TH. Impacto da betel quid, do tabaco e do álcool na história natural da leucoplasia oral e do cancro em três fases: implicações para a prevenção do cancro oral. Eur J Cancer Prev. 2004 Feb;13(1):39-45.

18. Ação sobre o Tabagismo e a Saúde. Tabaco e Saúde Oral. novembro de 2001

19. Jacob BJ. A Quota de Bétele sem tabaco como fator de risco para cancros orais. Oral Oncol. 2004 Aug;40(7):697-704.

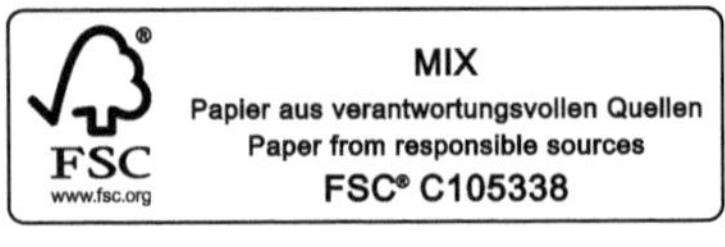

Printed by Books on Demand GmbH, Norderstedt / Germany